É mamífero que fala, né?

Vanessa de Abreu Barbosa Fernandes
Moises Chencinski

É mamífero que fala, né?

Ilustrações
Helena Cortez

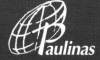
Paulinas

Dados Internacionais de Catalogação na Publicação (CIP)
(Câmara Brasileira do Livro, SP, Brasil)

Fernandes, Vanessa de Abreu Barbosa
 É mamífero que fala, né? / Vanessa de Abreu Barbosa Fernandes, Moises Chencinski ; ilustrações Helena Cortez. -- São Paulo : Paulinas, 2019.
 -- (Coleção sementinha)

 ISBN 978-85-356-4499-9

 1. Alimentação saudável 2. Crianças - Desenvolvimento 3. Crianças - Nutrição 4. Hábitos alimentares 5. Puericultura 6. Saúde - Promoção I. Chencinski, Moises. II. Cortez, Helena. III. Título. IV. Série.

19-24258 CDD-649.3

Índices para catálogo sistemático:

1. Crianças : Alimentação e desenvolvimento : Puericultura 649.3

Iolanda Rodrigues Biode - Bibliotecária - CRB-8/10014

1ª edição – 2019

Direção-geral: *Flávia Reginatto*
Editora responsável: *Andréia Schweitzer*
Coordenação de revisão: *Marina Mendonça*
Copidesque: *Ana Cecilia Mari*
Revisão: *Sandra Sinzato*
Gerente de produção: *Felício Calegaro Neto*
Produção de arte: *Tiago Filu*
Ilustrações: *Helena Cortez*

Nenhuma parte desta obra pode ser reproduzida ou transmitida por qualquer forma e/ou quaisquer meios (eletrônico ou mecânico, incluindo fotocópia e gravação) ou arquivada em qualquer sistema ou banco de dados sem permissão escrita da Editora. Direitos reservados.

Paulinas
Rua Dona Inácia Uchoa, 62
04110-020 – São Paulo – SP (Brasil)
Tel.: (11) 2125-3500
http://www.paulinas.com.br – editora@paulinas.com.br
Telemarketing e SAC: 0800-7010081

© Pia Sociedade Filhas de São Paulo – São Paulo, 2019

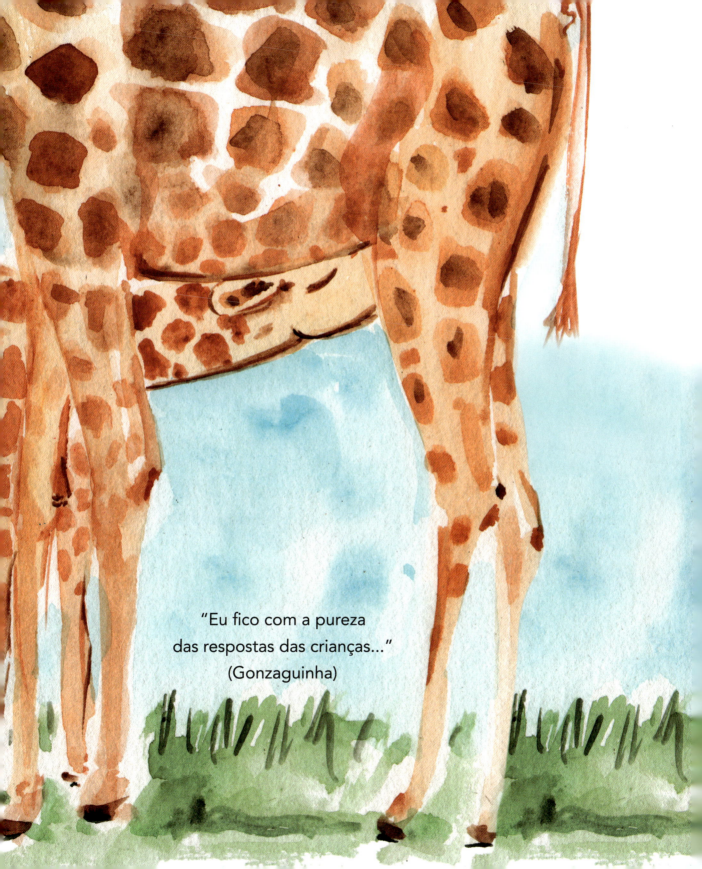

"Eu fico com a pureza
das respostas das crianças…"
(Gonzaguinha)

É gratidão que fala, né?

Gratidão a Deus por me incluir no maravilhoso mundo da maternidade, transmutando todas as prioridades da minha vida...
Aos meus filhos amados, Lucca e Marcela, por me fazerem descobrir a mamífera que sou, vivenciando todo o amor que envolve a amamentação.
Ao meu marido, Marcelo, a base da minha rede de apoio como nutriz. Agradeço pela linda família que construímos juntos!
Aos meus pais, Rubens e Cleide, e aos meus sogros, Antonio Jorge e Rosa Maria, que mesmo morando longe, estão sempre presentes e envolvidos com os netos, fortalecendo esse lindo vínculo familiar e a transmissão de valores.
À ilustradora Helena Cortez, por conectar tão bem os nossos sentimentos, traduzindo o nosso imaginário para um mundo de cores repletas de sentidos e significados.
A toda equipe de Paulinas Editora, por transformar esse sonho em realidade.

Vanessa

À minha esposa, Janice, parceira de quase quarenta anos,
pelo amor, carinho, compreensão e apoio.
Aos meus filhos, Renato e Danilo, por serem duas das maiores razões
de viver e de ser feliz e por me ensinarem tanto, desde recém-nascidos.
Vocês cresceram e me representam.
Aos meus pais, Raquel e Szaltyel, e à minha sogra, Regina,
por serem tudo o que os avós podem representar para os netos.
A toda minha família, não tão grande, mas plena e barulhenta.
E não posso esquecer as mamães, papais, bebês e as famílias
que fazem parte da minha trajetória presencial ou virtual,
me ensinando, a cada dia, algo novo e especial em cada contato.
Vocês todos são fonte de inspiração.

Moises

Gratidão à Mãe Natureza, que criou todos nós.
Ao meu pai e à minha mãe, por terem se amado e me dado a vida,
e a todos aqueles que vieram antes deles.
Ao meu marido, Apoena, com quem tive dois filhos maravilhosos
que me permitiram entender a beleza da maternidade.
A todos meus amigos e amores que tornam os dias mais coloridos
e às tintas que me permitem expressar além das minhas palavras.

Helena

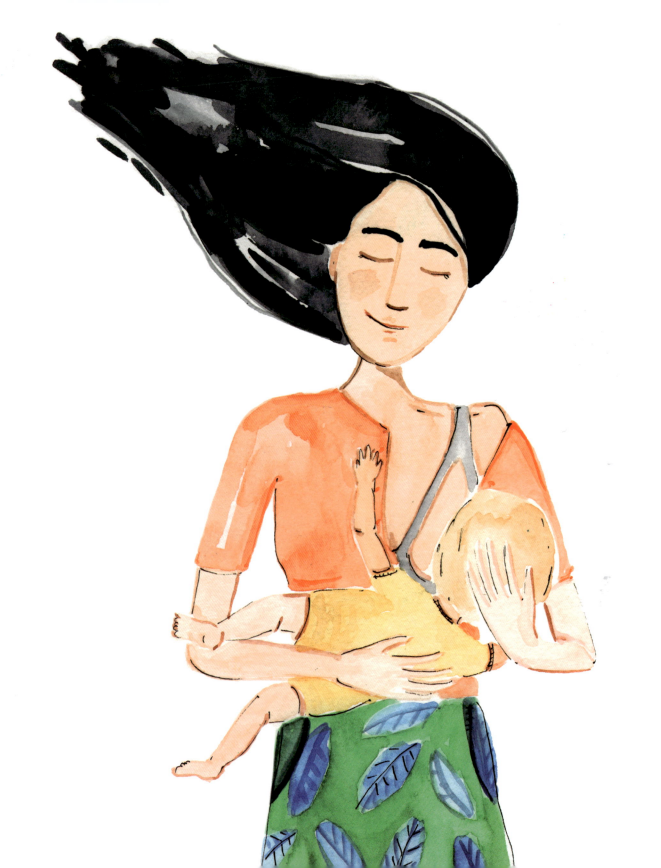

Introdução

Aleitamento materno desde o parto, exclusivo e em livre demanda até o 6º mês, complementado até dois anos ou mais. Essa é a recomendação da Organização Mundial de Saúde e de todo o mundo. Amamentação é a base da vida.

Então, por que a amamentação se revela algo tão difícil? Por que razão ela não se dá com cada vez mais frequência? O que poderíamos mudar?

E se... ao invés de começarmos a falar sobre isso só para as atuais e futuras mamães, vovós e famílias, começássemos desde cedo, desde o começo...?

E se... contássemos essa história unindo gerações, trocando experiências, ensinando e aprendendo, retomando nossas mais antigas heranças familiares?

E se... pudéssemos trazer essas informações sob a forma de uma envolvente narrativa, juntando ciência, emoções, informação, recriando laços familiares, revivendo a tradição da "contação de histórias"?

Será que as crianças estão preparadas para saber onde tudo começa? E por que não? Mas como fazer isso?

Então, e se... pudéssemos mudar o mundo contando histórias como...

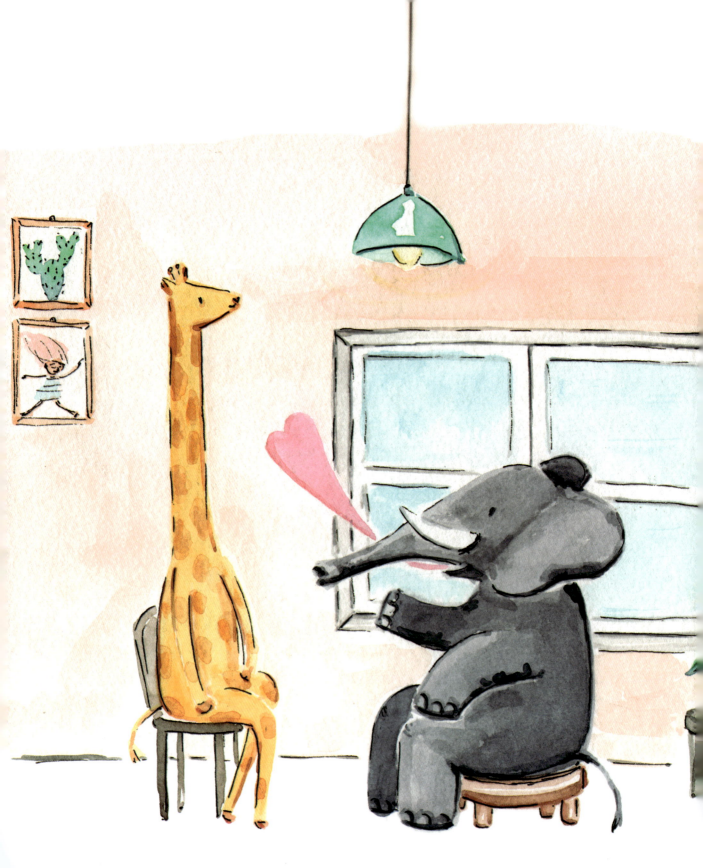

Era uma vez...

... um lugar em que existiam muitos animais diferentes, de tamanhos diferentes, cores diferentes, formas diferentes, jeitos diferentes, com famílias diferentes, que falavam de modos diferentes, que moravam em lugares diferentes, mas que tinham uma coisa em comum: logo que nasciam, todos esses animais bebês se alimentavam do mesmo jeito, mamando o leite de suas mamães.

E, em razão de se alimentarem do leite das mamães deles, alguém deu a esse grupo de seres tão diferentes um mesmo nome: MAMÍFEROS.

E sabe como cada um desses mamíferos nasce e mama e se alimenta?

É o que vamos contar, para que vocês se lembrem e contem a outras pessoas, para elas, igualmente, se lembrarem e contarem para outras crianças e adultos que não sabem ou não se lembram do porquê, para nós, seres humanos, o leite da mamãe é tão importante!

"Hummmm, então... nós... leite... mamíferos... quer dizer..."

Sentem-se aqui, e vamos juntos contar e ouvir essa bela história, que, algum dia, pode, como num sonho, mudar o mundo.

Era uma vez, um menino muito esperto que se chamava Lucca.

Certo dia, Lucca estava brincando com a vovó. Ele tinha acabado de "ganhar" uma irmãzinha, a Marcela, e estava muito feliz em ser, agora, o irmão mais velho!

Enquanto brincavam, ele teve uma grande ideia:

– Vovó, que tal preparar aquele bolo delicioso que só a senhora sabe fazer? Eu posso ajudar... A Marcela, com certeza, vai adorar! Não conheço ninguém que não goste do seu bolo, vovó!

– Vamos sim, Luquinha! Mas antes vou contar uma história para você!

Como vovó era a melhor contadora de histórias de todos os mundos, de todos os tempos, Lucca amou a ideia. E assim, pegando da estante um livro bem colorido, ambos, com ar de aprovação, leram o título juntos: *Mamíferos*.

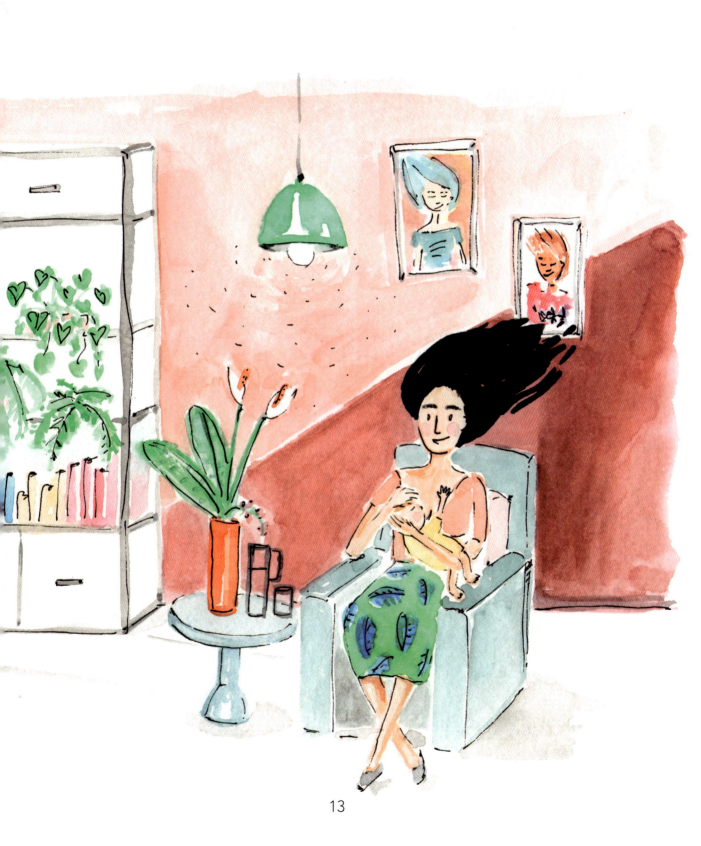

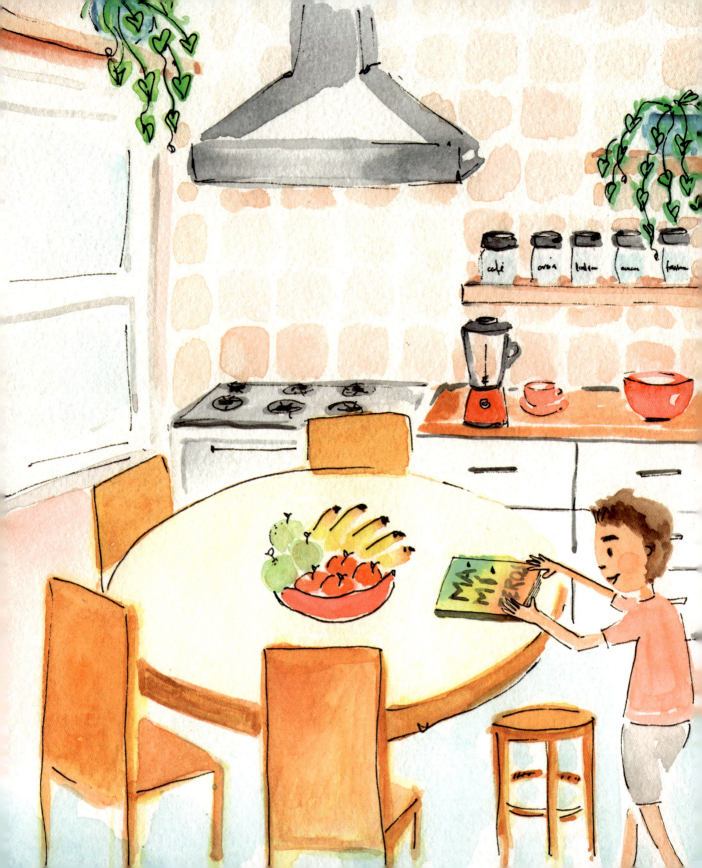

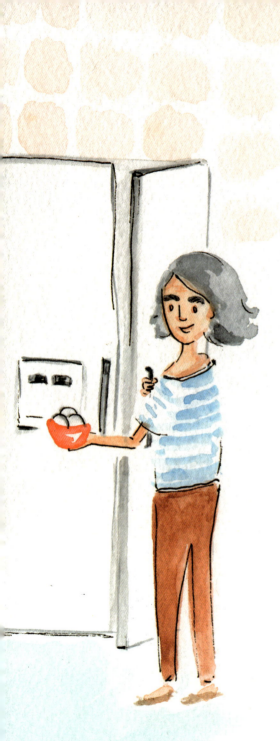

– O que são mamíferos, vovó?

– São animais que nascem da barriga da mamãe e que se alimentam com o leite que ela produz no peito especialmente para eles.

– Igual à minha irmã, vovó?

– Isso mesmo! Vamos conhecer alguns animais que são assim também?

– Sim!!! – disse Lucca todo animado.

Então, sob os olhares atentos da mamãe, lá se foram os dois, felizes, para a cozinha. Juntos, iriam preparar o famoso bolo, enquanto a vovó contava a história dos mamíferos.

Enquanto separavam os ingredientes: bananas, maçã, ovos, aveia, uvas-passas…, vovó perguntou ao Lucca qual bicho ele lembrava que amamentava o seu filhote.

– A vaca, vovó! Meu bicho preferido!

– A vaca é a mamãe do bezerro. Assim que ele nasce, fica logo em pé para mamar em sua mamãe. É tudo o que ele precisa até os quatro meses de vida, quando começa a aprender a pastar. Mesmo assim, ele continua mamando, até estar pronto para se alimentar só de capim.

– Hummm, que legal… – disse Lucca. – As vacas comem saladinha, igual a mamãe me ensinou… Eu adoro salada com azeite!

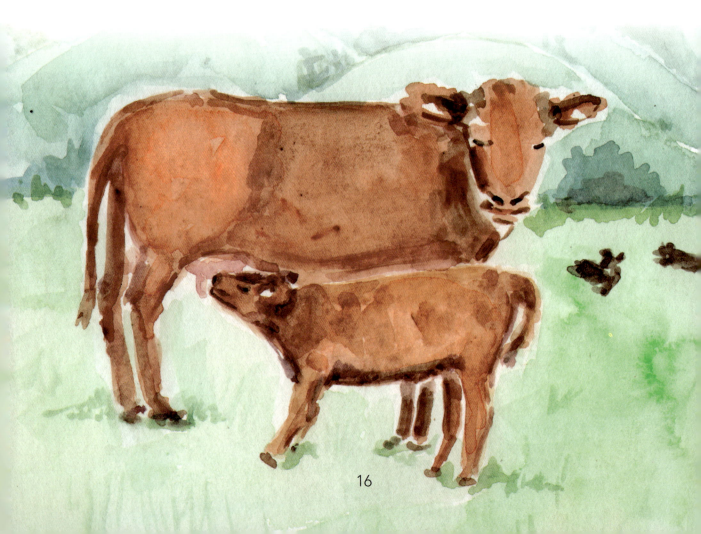

– E o porquinho, vovó? Ele também mama quando nasce?

– Você sabia que os porcos são animais que já nascem com dentes? E como eles vivem na lama, podem ficar doentes por causa da sujeira. O leite da mamãe funciona, então, como uma "vacina", porque é cheio de substâncias que vão servir de proteção. O leite alimenta e protege os filhotes ao mesmo tempo. Depois de três meses, o porquinho já está pronto para mastigar, e aí ele começa a comer grãos, verduras, legumes e, também, a beber água!

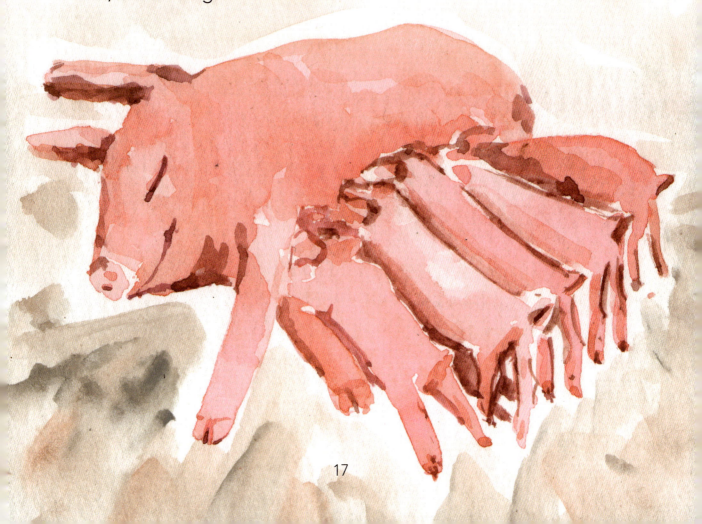

– Vovó, o leite da minha mamãe também é como se fosse uma vacina para a minha irmã?

– Sim, Lucca. Por isso é importante que todo bebê mame imediatamente, assim que nasce. Como os bebês não estão acostumados com a vida fora da barriga, o leite vai ajudar para que não adoeçam…

– Que legal, vovó! Essa é uma vacina gostosa de tomar… – disse Lucca, rindo.

A vovó, então, começou a quebrar os ovos, e Lucca perguntou:

– As galinhas também são mamíferas?

– Não, Lucca. O pintinho nasce do ovo e não mama na dona galinha.

Lucca ficou curioso em descobrir as diferenças entre os animais.

De repente, da rua, se ouviram alguns latidos, que Lucca logo identificou.

– Olha, vovó. É a Mel, a cachorrinha da Tia Rita, nossa vizinha. Será que a Mel também mamou na mamãe dela?

– Os cães adoram mamar na mãe deles, e ela pode ter vários cachorrinhos de uma vez só, por isso tem muitas tetinhas. Assim, ninguém fica sem leite! Com um mês de vida e o nascimento dos dentes, os filhotes já podem comer ração e beber água.

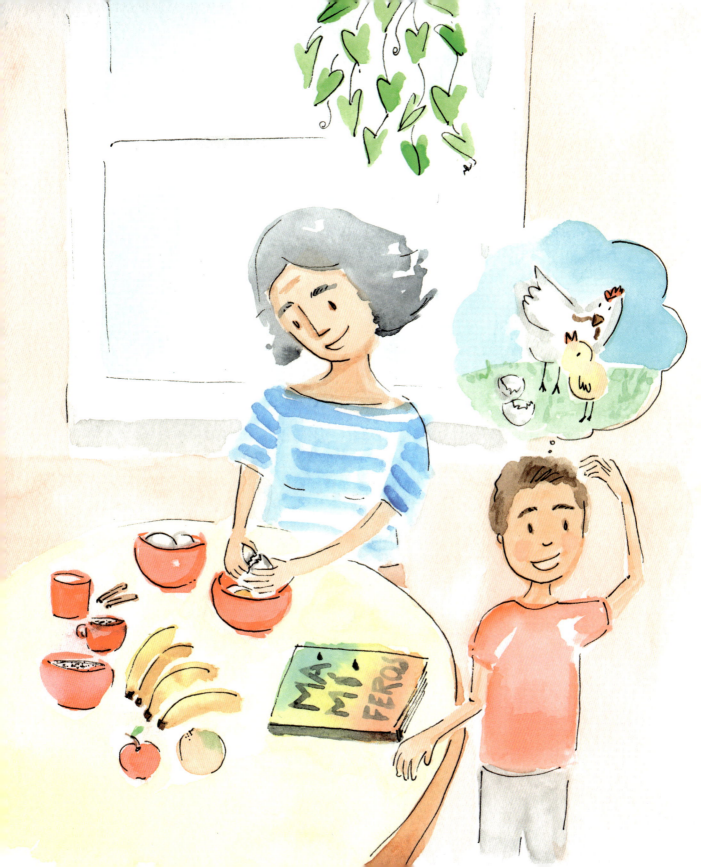

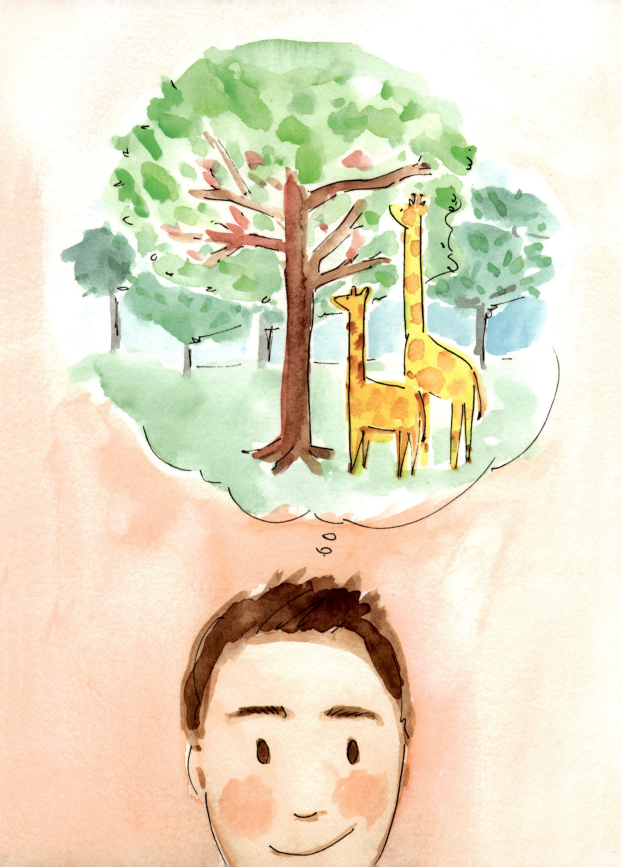

– Eu lembro quando a cachorrinha que mora na casa da titia teve filhotinhos... Eles mamavam bastante! E nasceram sete de uma vez só!

– Isso mesmo, Lucca! Bem lembrado! – disse a vovó, enquanto ligava o forno para aquecer.

– Vovó, um dia desses eu estava vendo um desenho em que apareciam muitas girafas. Elas também são mamíferas? Como é que elas mamam? A mamãe delas é muito grande...

– A girafa é um animal muito esperto! Quando o filhote nasce, aprende a ficar em pé e a andar no mesmo dia! Mas ele precisa mamar muito na mamãe girafa, para crescer e conseguir comer folhas e galhos que ficam lááááá em cima da árvore. Ele demora seis meses para crescer o suficiente e alcançar as árvores!

– Uau! Com seis meses, o filhote já tem altura para alcançar as folhas das árvores! – disse Lucca, pensativo.

– Exatamente! O filhote está pronto para comer quando cresce o suficiente para conseguir se alimentar. Assim como os bebês, que só estão prontos para comer quando conseguem sentar sozinhos – concluiu a vovó, enquanto colocava os ingredientes no liquidificador.

– Então, se a girafa é grande pra cima, o elefante é grande pros lados, né, vovó? E como é que os filhotões conseguem se alimentar quando nascem?

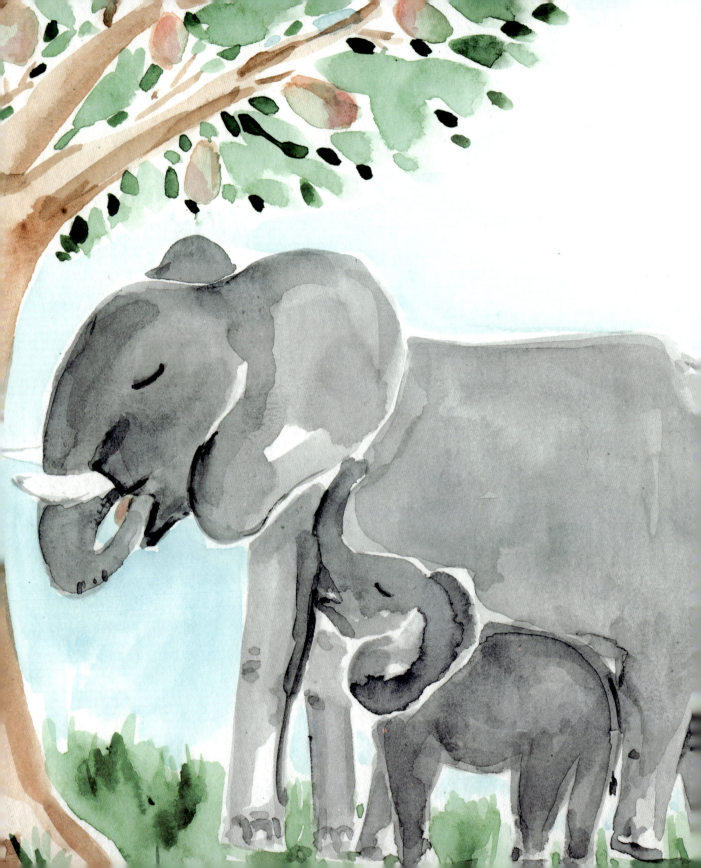

— O elefante é um dos maiores animais do mundo! Ele adora folhas, ervas, raízes e frutos. Ou seja, as refeições do elefante são bem coloridas! Os filhotes mamam muito, quando nascem, para crescerem saudáveis. Até os quatro meses, eles não precisam de mais nada, além do leite da mãe. Até a água, de que precisam para se hidratar, já está no leite. Depois, começam a comer e continuam mamando muito, para se tornarem animais grandes e fortes. Os bebês elefantes mamam por mais ou menos cinco anos. São animais muito espertos!

— Vovó! Os elefantes, mesmo sendo mais velhos do que eu, ainda mamam?!

— Sim, Lucca. É normal que cada mamífero pare de mamar quando se sente pronto. Cada um tem um tempo diferente, e só vai largar o "tetê" da mamãe, quando a natureza quiser. Assim como mamar é natural, para parar de mamar também deve ser respeitado o tempo de cada um. Mas, Lucca, me responde uma coisa, qual animal você acha que é mais parecido com o homem?

— Acho que é o macaco, vovó. E tenho certeza de que ele ia adorar o seu bolo. Ele tem banana, né?

E os dois riram tanto, que a mãe do Lucca foi com a Marcela ver o que havia de tão divertido na cozinha.

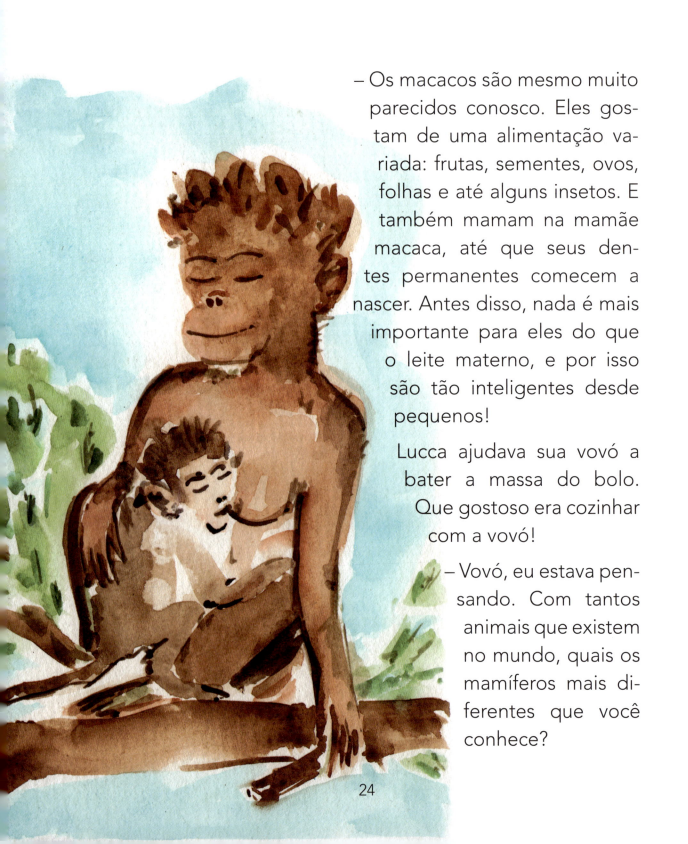

— Os macacos são mesmo muito parecidos conosco. Eles gostam de uma alimentação variada: frutas, sementes, ovos, folhas e até alguns insetos. E também mamam na mamãe macaca, até que seus dentes permanentes comecem a nascer. Antes disso, nada é mais importante para eles do que o leite materno, e por isso são tão inteligentes desde pequenos!

Lucca ajudava sua vovó a bater a massa do bolo. Que gostoso era cozinhar com a vovó!

— Vovó, eu estava pensando. Com tantos animais que existem no mundo, quais os mamíferos mais diferentes que você conhece?

– Você sabia que tem mamífero que voa, Lucca? Os morcegos são os únicos mamíferos que conseguem voar! Eles nascem e ficam grudados na mamãe até aprenderem a voar e se tornarem independentes. E isso pode demorar de dois a quatro meses. Mamam bastante, até conseguirem comer frutos, sementes, néctar, insetos e outros animais pequenos, que vão ser a alimentação deles dali em diante. Os morceguinhos mamam até crescerem e ficarem quase do tamanho dos pais.

Lucca olhou espantado para a vovó:

– Não sabia que os morcegos eram mamíferos! As morcegas têm peitos iguais ao da minha mãe?

– São parecidos, Lucca! E as morcegas também têm duas mamas, assim como sua mãe! E se existe mamífero que voa, também existe um que nada e mergulha. Um deles é a baleia.

– Ué? Mas baleia não é peixe, vovó?

– Mesmo vivendo no mar e sendo um peixe grandão, a baleia é um mamífero. Os filhotinhos da baleia mamam o dia todo, em livre demanda, quer dizer, sempre que querem! Depois de um ano mamando quase 100 litros de leite por dia, eles crescem bastante e, então, começam a se alimentar de peixes. O leite da mamãe baleia é rico em gorduras, sendo o melhor alimento para deixar o filhote grande e forte como a mamãe! A maior baleia que existe é a baleia azul, que é o maior animal do planeta! O filhote dela nasce com 5 toneladas – 5.000 quilos – e mama 600 litros de leite por dia, para dobrar de peso em apenas dois meses.

– Uau… Esse "tetê" é mesmo poderoso! – disse Lucca, que estava adorando a história!

– Sim! O leite da sua mãe também é poderoso. Através da amamentação, sua irmã também vai dobrar de peso em três meses. Muito parecido com a graaaaaande baleia azul.

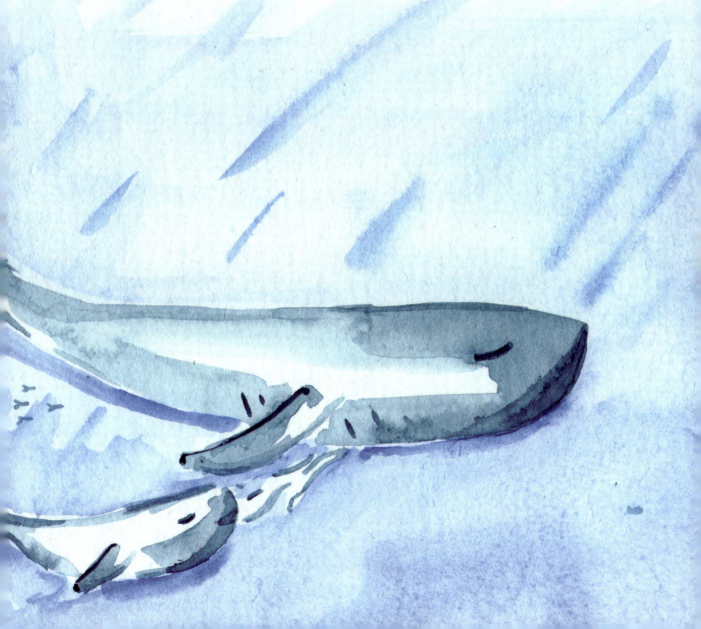

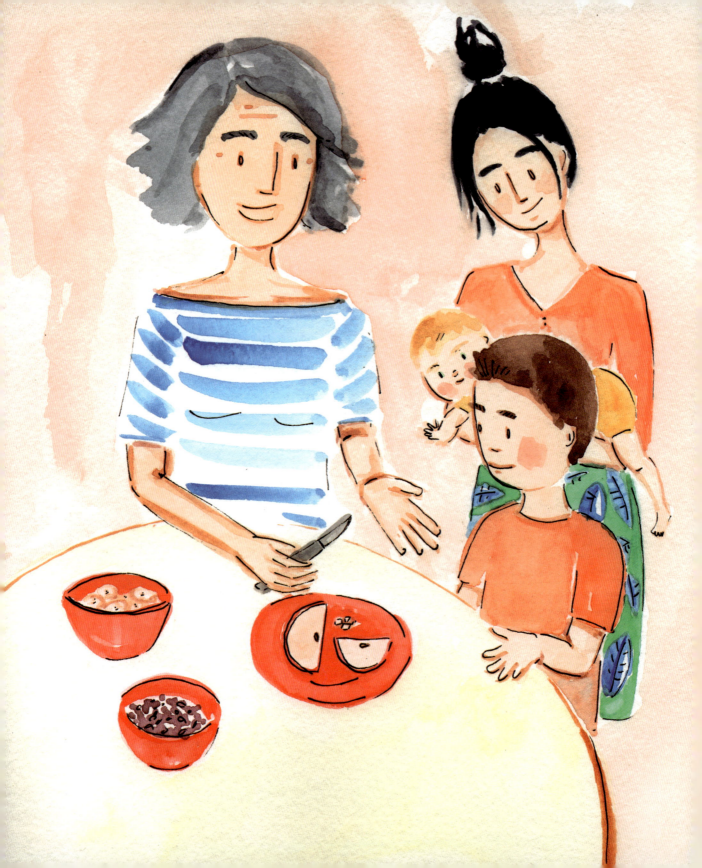

Lucca ajudava a cortar as bananas com uma faca sem serra, sob supervisão da vovó, que picava as maçãs, que são mais difíceis. Nesse momento, a vovó cortou a fruta em cubinhos para a massa do bolo.

– Está vendo esse cubinho de maçã? – perguntou a vovó.

– Sim.

– O bebê canguru nasce bem pequenino, do tamanho desse pedacinho de maçã. Quando ele nasce, vai para a bolsa que fica na barriga da mamãe canguru. Essa bolsa se chama marsúpio. Lá o bebê fica escondido por cerca de oito meses, até estar pronto para passear sozinho. É quase uma gravidez fora da barriga, chamada *exterogestação*. Aí, ele pode mamar nos seios da mamãe, que estão dentro do marsúpio. É tudo o que o filhote precisa para crescer com muita saúde: muito "tetê", contato pele a pele e o calor da mamãe após o nascimento!

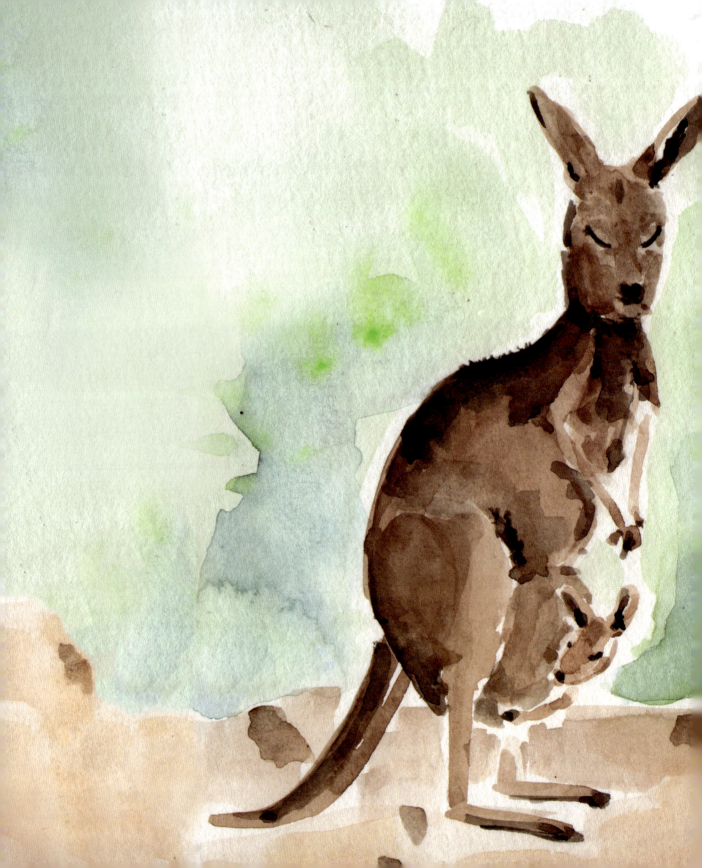

– Mas depois que cresce bastante, ele ainda cabe no... como chama mesmo a bolsa na barriga da mamãe canguru?

– Marsúpio.

– Isso, marsúpio. Que palavra difícil, né?

– Quando o filhote está pronto para passear, ele vai, mas sempre volta para a bolsa da dona canguru para mamar e ficar protegido e quentinho. Nessa fase, ele já pode ganhar um irmãozinho! A dona canguru produz dois leites diferentes: um para o bebê recém-nascido e outro para o irmão mais velho, cada um saindo de uma tetinha. E cada um deles sabe direitinho onde tem que mamar. Essa mamãe é muito esperta, sabe tudo o que cada filhote precisa!

Com a massa pronta, a vovó colocou a assadeira no forno, pois só adultos podem mexer no fogão.

Nessa hora, o papai chegou e, sentindo aquele cheirinho gostoso, conhecido, que vinha da cozinha, já falou da porta:

– Oba!!! Hoje tem bolo da vovó!

Passando pela cozinha, papai deu um beijo na mamãe, na Marcela, na vovó, no Luquinha, pegou um copo de água e deu para a mamãe que estava, de novo, amamentando.

Enquanto aguardavam o bolo ficar pronto, Lucca olhava a mamãe amamentando a Marcela e perguntou:

– Então, vovó, nós também somos mamíferos, né?

– Muito bem, meu neto. As mamães esperam até nove meses para os bebês nascerem. Logo que chegam, o que os bebês mais precisam é de mamar, para ficarem bem protegidos e bem nutridos, e do contato pele a pele com sua mamãe. O leite da mamãe é perfeito para o bebê e deve ser o seu único alimento até os seis meses, quando ele já consegue sentar sozinho, sem precisar ficar encostado. E, a partir daí, o bebê já pode e precisa começar a comer frutas, verduras, legumes, grãos e alimentos saudáveis, sem pressa. Isso porque o leite da mamãe continua sendo o alimento mais importante para o bebê até 1 ano de idade. Ele pode mamar até quando ele e a mamãe desejarem, e, quanto mais o bebê mamar, mais forte,

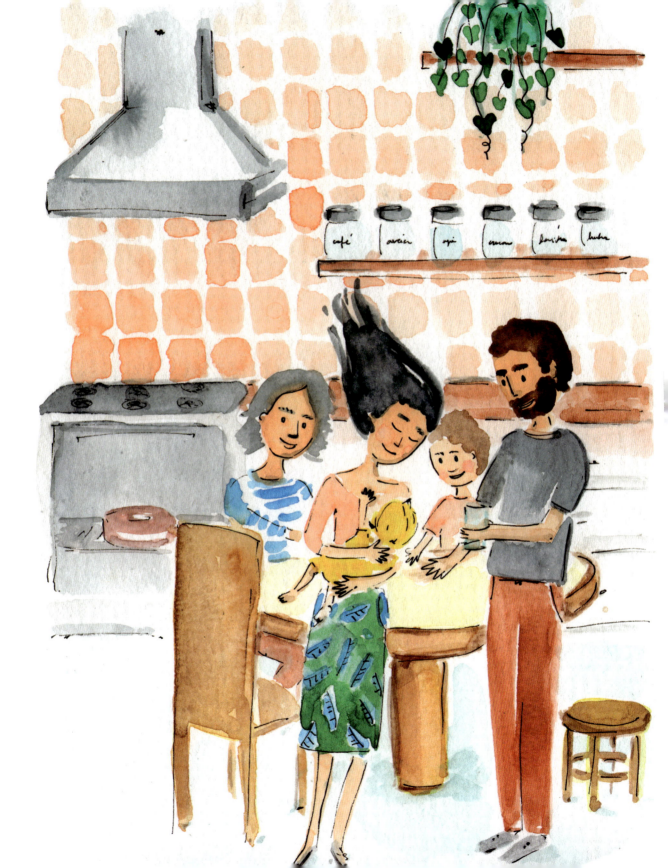

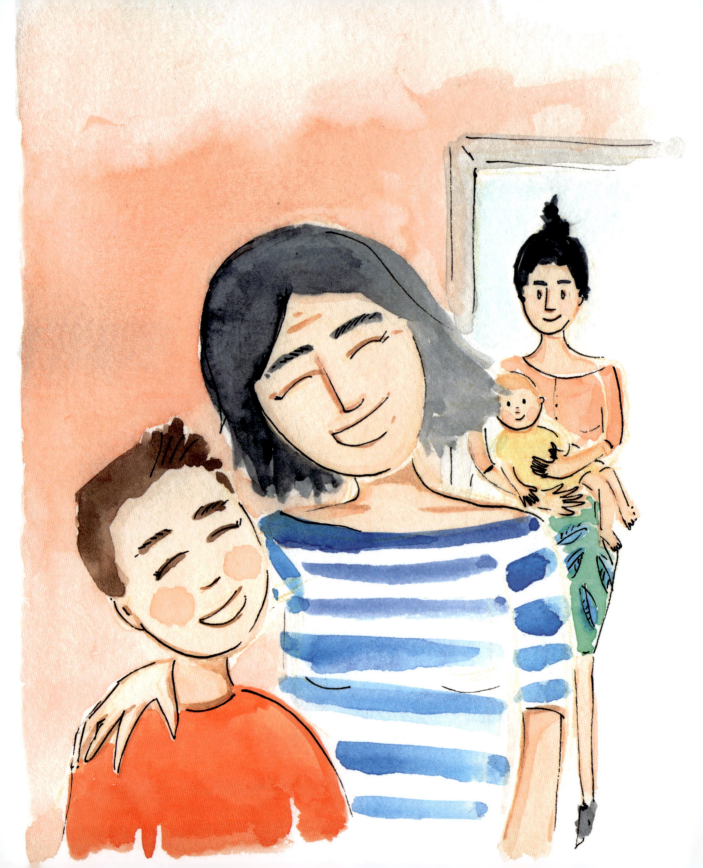

saudável, inteligente e protegido ficará! Não é o máximo? – disse alegremente a vovó, que continuou a história: – Cada mamãe mamífera produz um leite bem especial, que faz seu bebê crescer da melhor forma possível e o protege contra as doenças mais comuns.

Lucca, que escutava tudo atentamente, fez aquela carinha que a vovó tão bem conhecia. A vovó fechou o livro e viu seu neto muito concentrado...

– O que você está pensando, Lucca?

– Então, cada mamãe produz um leite especial para o seu bebê, né, vovó?

– Sim, Lucca – disse a vovó, acompanhando, maravilhada, o raciocínio do neto.

– Então, por enquanto, minha irmã só precisa do leite da mamãe e mais nada, né?

– Isso mesmo – disse a mamãe. – Cada animal mamífero se desenvolve em um tempo específico, mas todos só precisam do leite da mamãe por certo período. Depois, podem continuar mamando, mas também começam a comer outros alimentos. Não existe melhor alimento do que o leite materno!

– E o nosso bolo ficou pronto – falou a vovó toda feliz com a tarde que passou com a família. – Quando sua irmã crescer, você poderá fazer esse bolo para ela.

A vovó, então, cortou o bolo quentinho, que tinha acabado de sair do forno e era adoçado só com as frutas, e deu o primeiro pedaço para o Lucca. Mas ele quis que esse pedaço tão especial fosse da mamãe.

– A mamãe sempre deu pra gente o primeiro pedaço de tudo que ia comer... E, na verdade, meu primeiro alimento foi o leite dela. Eu mamei até quando eu quis. E isso me ajudou a crescer com saúde e bem forte. Então, mamãe, o primeiro pedaço do bolo mais gostoso do mundo, que a vovó fez, é seu!

E com um beijo do Lucca e os olhos da mamãe e da vovó marejados, todos terminaram a tarde na cozinha, felizes, juntos, comendo bolo, tomando suco... ah, menos a Marcela, que só precisa mesmo do leite materno.

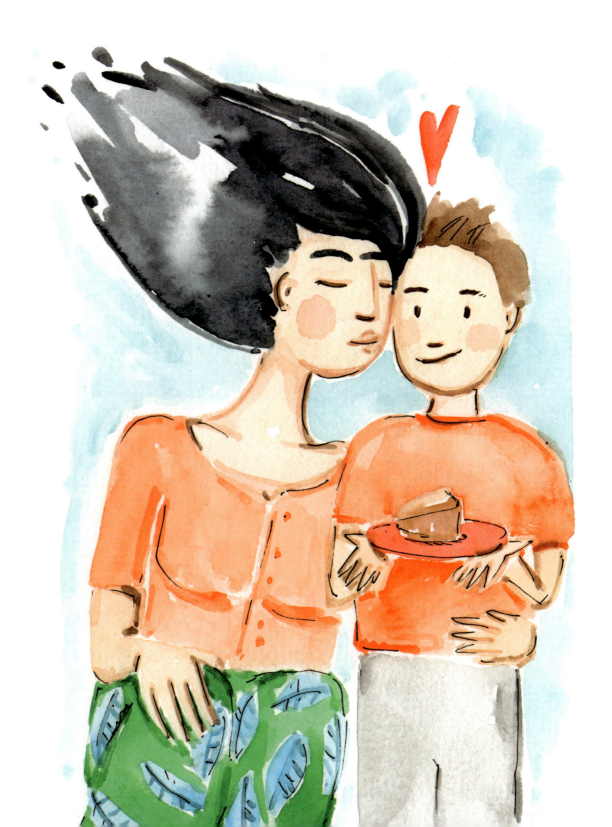

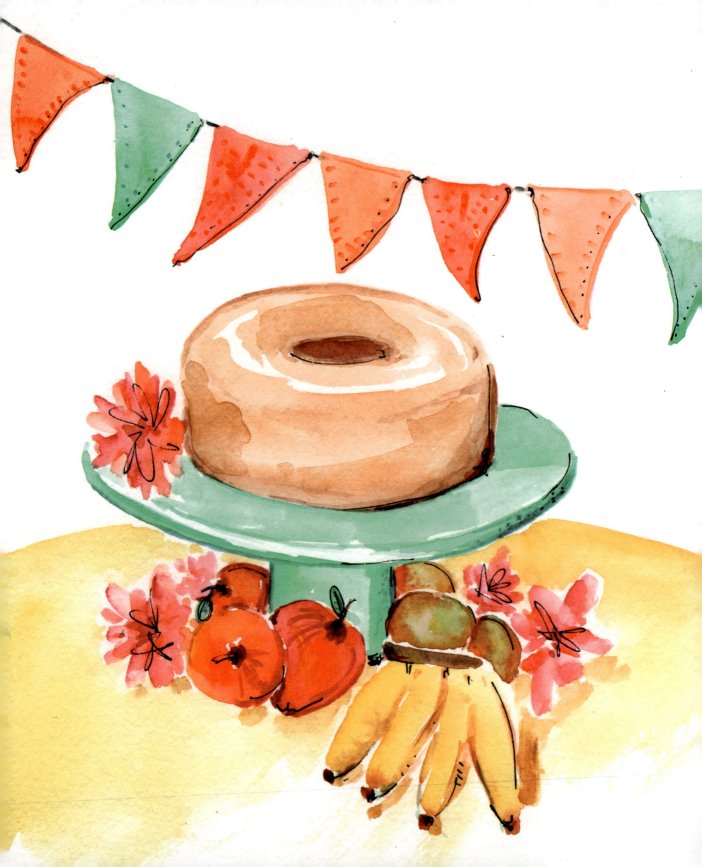

Receita do bolo da vovó

Ingredientes

- 200 g de aveia de flocos finos
- 3 bananas nanicas maduras
- Suco de 1 laranja
- 1 maçã sem casca, cortada em cubinhos de 2 cm
- 1/3 xícara (chá) de óleo de sua preferência
- 3 ovos
- 1 xícara (chá) de uvas-passas
- 2 colheres (sopa) de fermento
- Canela em pó a gosto

Modo de fazer

Colocar no liquidificador o suco, os ovos, as bananas, as passas, a canela e o óleo, batendo até formar um creme liso. Em um recipiente, despejar o creme e misturar com a aveia em flocos finos. Acrescentar as maçãs picadas e misturar bem. Por último, acrescentar o fermento. Colocar em forma untada e enfarinhada, e levar ao forno preaquecido (180 graus) por 40 minutos.

Dicas

- Ao picar as maçãs, pingue gotas de limão para que não escureçam, enquanto prepara o restante da receita.
- Para um bolo ainda mais fofo, pode-se substituir 100 g de aveia por farinha de trigo, mas o bolo preparado somente com aveia contém mais fibras.

Impresso na gráfica da
Pia Sociedade Filhas de São Paulo
Via Raposo Tavares, km 19,145
05577-300 - São Paulo, SP - Brasil - 2019